4.

MÉMOIRE
SUR LA CONSERVATION
DES ENFANTS,

Lu dans l'Assemblée publique de l'Académie des Sciences, Belles-Lettres & Arts de Lyon, le 5 Mai 1778.

PAR M. PROST DE ROYER,

Lieutenant Général de Police, l'un des Membres ordinaires de cette Académie.

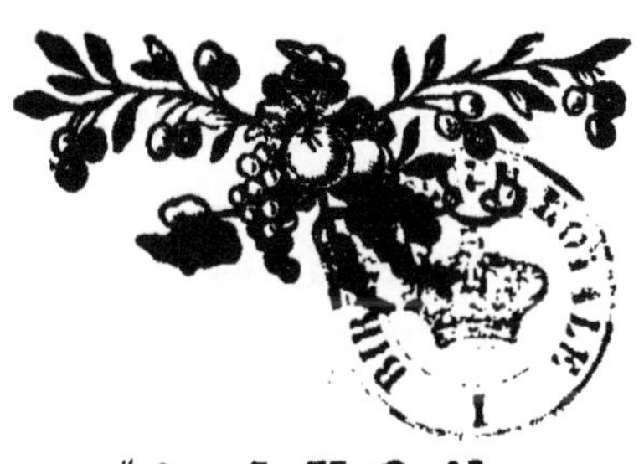

A LYON,

Chez AIMÉ DE LA ROCHE, Imprimeur de l'Académie, aux Halles de la Grenette.

M. DCC. LXXVIII.

MÉMOIRE

SUR LA CONSERVATION DES ENFANTS.

L'ACADÉMIE a proposé des prix sur des sujets relatifs à la santé & aux Arts utiles. Quelques vues sur la conservation des enfants, lui sont offertes, comme un hommage digne de l'esprit qui l'anime.

Pour atteindre au but qui est l'objet de ce Mémoire, il faut :

1°. Se former quelques idées des maux qu'entraîne l'abandon des enfants entre les mains des Nourrices mercenaires.

2°. Connoître le désordre affligeant de cette partie de nos usages & de nos mœurs.

3°. Avoir une notice des établissements formés en d'autres villes, pour diminuer ce mal.

Cette carriere parcourue, il restera à examiner la possibilité & les avantages d'un pareil établissement dans cette ville.

I.

Maux qu'entraîne l'abandon des enfants entre les mains des Nourrices mercenaires.

Si le climat a quelque influence sur le caractere de l'esprit, & sur les passions de l'ame ; la premiere nourriture & la premiere éducation de l'homme, ont une influence encore plus sensible sur son tempérament & son caractere. C'est la base de l'édifice.

C'est alors que l'homme éprouve les premieres sensations, bégaie les premiers mots, a les premieres idées, combine les premiers raisonnements. L'éducation domestique & l'éducation publique détruisent difficilement ces impressions premieres.

Tel est le résultat de quiconque considérant des freres, issus d'une Mere chaste & d'un Pere vertueux, conformés de même à leur naissance & quelquefois jumeaux, mais allaités par des nourrices différentes, cherche la cause de la diversité de leurs tailles, de leurs inclinations, de leurs goûts, de leurs tempéramens & de leurs caracteres.

Telle fut l'opinion des premiers législateurs du monde, & la source de ces fables où l'antiquité nous peint des hommes nourris par des animaux féroces.

L'influence sur les qualités physiques est encore plus évidente.

Dans la formation & la progression des êtres créés, il y a un ordre établi, que l'on ne viole pas impunément.

A sa naissance & long-temps après, l'enfant de l'homme est celui de tous les animaux dont la condition est la plus misérable. Le besoin d'être allaité plus long-temps, la surdité, la cécité, l'engourdissement, la débilité, les cris, les larmes, la douleur!.. tel est l'état primitif de l'être, qui assujettit tout à ses besoins, à ses passions, à ses goûts; qui maîtrise les éléments, embrasse les mers, & regne sur la terre.

En lui donnant plus de besoins pendant l'enfance, la nature sage a tout proportionné. Elle a placé dans le sein de la mere cet aliment qui seul convient à la foiblesse des organes, & que rien ne peut remplacer;

ce ſuc nourricier, dont la qualité ſuit progreſſivement l'âge & les forces de l'être pour qui il a été formé; cette ſubſtance fluide, dont la ſécrétion naturelle fortifie le tempérament, & dont la ſuppreſſion forcée entraîne mille maux. La nature a mis dans le cœur des meres cette tendreſſe aveugle & inépuiſable, ce ſentiment vif & puiſſant, cette paſſion, (ſi nous oſons l'appeller ainſi), cette paſſion la mieux ſentie, la mieux exprimée ſur nos théatres, & par conſéquent la plus vraie.

La femme ſauvage accouche dans les déſerts & dans les neiges. Plongé dans la glace, & baigné chaque jour ; expoſé aux variations de l'air , mais réchauffé dans le ſein qui l'a porté, & qui ſuffit pour le nourrir; ſans berceau, ſans maillot & ſans gêne; ſe traînant d'abord; marchant enſuite comme tous les animaux; ſe relevant peu à peu; tâtant tout ce qu'il voit & tout ce qu'il approche ; fuyant le danger par inſtinct ; s'exerçant par degrés ; eſſayant ſes forces ſans les uſer ; homme enfin, lorſqu'il doit l'être, le ſauvage eſt plus grand, mieux fait, mieux organiſé, plus ſain & plus robuſte, que ſi la nature avoit été traverſée dans ſes deſſeins & dans ſa marche.

Les armes des premiers Romains, les tombeaux des Gaulois nos ancêtres atteſtent à chaque pas la dégradation de l'eſpece humaine dans notre Europe corrompue & civiliſée. Que ſeroit-ce encore, ſi les campagnes ne recrutoient pas nos atteliers & nos milices ? Nos grandes villes reſſembleroient à nos hôpitaux.

On n'eſt plus étonné de voir tant de perſonnes mal-ſaines & contrefaites, quand on conſidere les accidents & les dangers qui les ont inveſties chez des nourrices mercenaires. Le maillot qui arrête le développement : le corps de jupe, qui difforme ; la mal-propreté, qui n'excite les cris de l'enfant, que parce qu'elle le fait ſouffrir ; l'agitation violente & continuelle du berceau, qui interrompt la digeſtion, trouble les humeurs, affoiblit & dérange les organes ; le placement dans un faux jour, qui égare la vue & fait bientôt loucher ; la bouffiſſure que l'on prend pour la ſanté ; le vice primitif ou accidentel du ſang de la Nourrice ; la groſſiéreté ou le mauvais apprêt de tous les aliments que l'on ſubſtitue au lait ; l'abandon continuel ; le mauvais air ; l'étoufſement ; la ſtrangulation ; les chûtes ; la brû-lure ! . . . Faut-il tout dire ? La corruption des mœurs n'a-t-elle pas porté dans le fond des campagnes ce venin ſubtil & mortel, jadis concentré dans le nouveau monde ? Si la nourrice eſt ſaine & vertueuſe, ne peut-elle pas être infectée par ſon mari, qui l'aura été lui-même par la foibleſſe d'un moment ?

N'étoit-ce donc pas aſſez de tant de maladies, dont l'enfant parcourt ordinairement le cercle pendant les deux premieres années de ſa vie ? La nature en triomphe, quand elle eſt ſecondée ; elles ſont toutes mortelles, quand elle eſt repouſſée par la dureté, l'erreur & l'indifférence.

Au milieu de tant d'écueils, ſi la mere fuit, qui veillera ſur ce dépôt ſacré ? Une étrangere ſe préſente. Qui eſt-elle donc, pour en répondre à la famille & à l'Etat ; pour remplacer une mere ? Quels ſont ſes mœurs, ſon tempérament, ſon caractere ? Quel eſt ſon but ? Si ſon enfant n'eſt plus, qui répondra que le principe de ſa mort n'eſt pas dans le ſein qui l'a porté ? S'il vit encore, &, ſi elle l'a livré à une autre mercenaire, pour gagner ſur la différence des gages ; comment pour un enfant, qui lui eſt étranger , compter ſur la patience & les ſoins d'une malheureuſe qui , pour un vil intérêt, abandonne le ſien propre ? N'eſt-ce pas le dévouer à la mort?

Si ces triſtes vérités étoient gravées dans le cœur des meres, ſi elles ſavoient.. jamais, non jamais elles ne ſe détermineroient à quitter leurs enfants dans le temps même où leur tendreſſe leur eſt le plus néceſſaire.

La voix de la nature s'eſt fait entendre dans le cœur de quelques-unes de nos jeunes femmes, & ſans doute elles ont droit à la reconnoiſſance publique. Plaiſir , charmes , repos, elles ont tout ſacrifié ! Mais qu'elles nous diſent ſi les inquiétudes & les privations de leur état ne ſont pas une jouiſſance, comme toutes celles que cauſe l'amour. Qu'elles nous peignent, s'il eſt poſſible , les douces émotions , la joie toujours nouvelle & pure que reſſent une mere nourrice , lorſque ſuçant ſon lait, lui ſouriant, jetant ſes bras autour d'elle, eſſayant de lui parler , l'enfant ſemble la remercier de ce qu'après lui avoir donné le jour, elle le lui conſerve encore. Qu'elles nous diſent ſi elles ne s'apperçoivent pas du reſpect qu'elles inſpirent; ſi leurs maris ne leur ſont pas plus attachés; ſi leur union n'eſt pas plus douce; & ſi elles ne ſont pas plus heureuſes. Qu'elles nous diſent enfin, ſi, nourris par elles, leurs enfants ne ſont pas plus ſains, plus robuſtes, plus ſuſceptibles de bons principes, & ſi ſouvent elles n'ont pas été perſuadées qu'ils auroient péri en des mains mercenaires.

C'eſt par ces mœurs, qui ont tant de rapports avec la force & la proſpérité des Empires; c'eſt par ces mœurs, la tolérance & la liberté, que les Américains unis doublent tous les vingt ans leur population. Epouſes chaſtes, meres tendres, maîtreſſes économes, citoyennes vertueuſes, les Philadelphiennes allaitent leurs enfants, encouragent leurs époux, filent pour vêtir les armées, & font des vœux pour la patrie.

Avouons encore que ſi, contre l'attente publique, l'éducation morale a ſi peu gagné, l'éducation phyſique a fait tout-à-coup des progrès rapides. La nature a repris une partie de ſes droits. La génération actuelle s'embellit & ſe fortifie.

Mais cette heureuſe révolution ne s'eſt faite encore que parmi quelques perſonnes riches & éclairées. Dans le peuple le mal ſubſiſte avec toute ſa force. Or ce peuple eſt le grand nombre, c'eſt la pépiniere qui fertiliſe nos champs, qui recrute nos légions, qui ſoutient nos fabriques. C'eſt la force & la richeſſe de l'Etat; ſon ſalut eſt la loi ſuprême.

Voyons donc ſes uſages & ſes mœurs; & reſſerrons dans nos murs notre intérêt & nos vues.

I I.

Mœurs & uſage de Lyon.

Une population de cent quatre-vingt mille ames, peut-être de deux cents mille, donne tous les ans à Lyon près de ſix mille naiſſances. C'eſt beaucoup plus que toutes les autres villes du Royaume, & c'eſt preſque le tiers de la capitale.

D'après les Mémoires exacts & vraiment utiles de M. l'Abbé de la Croix, les naiſſances ont augmenté de mille depuis 1750; ce qui, à raiſon de 28 perſonnes par chaque naiſſance, ſuppoſe une augmentation d'environ trente mille perſonnes.

L'accroiſſement de notre population eſt d'ailleurs prouvé par le prodigieux renchériſſement des loyers, par la location prompte

& avantageuſe de tant de nouvelles maiſons, par la maniere vraiment extraordinaire dont le peuple eſt réduit à ſe loger; par la création de nouvelles manufactures; par le coup d'œil enfin, qui ſuffit pour ne pas ſe tromper, quand on parcourt nos rues, nos places, nos quais, nos fauxbourgs, & nos promenades.

Sur ſix mille enfants qui naiſſent toutes les années, il en eſt tout au plus mille à qui les parens puiſſent donner de bonnes Nourrices. Les autres ſont jetés en Vélay, en Vivarais, en Forez, en Beaujolois, en Dauphiné, en Bugey, en Breſſe, & juſques dans la Savoie; dans ces lieux que dépeuplent l'âpreté du climat, la nature du terrain, & la contagion de l'air, où l'argent & les moyens de ſubſiſter ſont plus rares, & où par conſéquent les nourrices languiſſantes & miſérables ſe vendent à plus bas prix. Il en eſt qui ſe livrent pour trois ſous par jour, trois ſous qu'elles ſont encore expoſées à perdre.

Il ſeroit ſans doute à deſirer, que les femmes de notre peuple allaitaſſent leurs enfants. Mais comment les ramener à cette premiere loi de la nature, au milieu de la corruption des villes, avec l'embarras des manufactures, la cherté des loyers, le rétreciſſement & l'infection des domiciles? Comment une femme, chargée de vêtir, d'approviſionner, & de nourrir une famille déja nombreuſe, & travaillant elle-même pour ſubſiſter, pourra-t-elle avoir un nourriſſon? Il lui faudroit un domeſtique, dont la nourriture, le logement, & les gages excéderoient ſix fois ce qu'il en coûte pour avoir une nourrice étrangere.

L'ouvrier qui s'eſt donné une compagne ſaine, douce & laborieuſe; l'ouvrier que ne trouble pas d'ailleurs la crainte continuelle de manquer de pain, chérit plus ſon enfant. Les autres mariés par inſtinct, hébétés par le genre & l'excès du travail, abrutis par l'ignorance & la miſere, ne voient trop ſouvent dans une femme qu'une eſclave, & dans l'enfant qu'elle donne, qu'un hôte incommode. Les cris, les pleurs, la crainte des dangers & des maux qui l'attendent loin du ſein maternel, ne le retiendront pas un inſtant. L'uſage & la miſere ont prononcé ſon Arrêt.

Mais du moins quelle femme viendra remplacer la mere? ou la trouvera-t-on? Quelles précautions prendra-t-on pour aſſurer l'état & la ſanté de l'enfant ?

Il y a dans notre peuple trois manieres de ſe procurer des nourrices : on les retient; on les rencontre; on a recours à des meſſageres.

Le premier procédé, réſervé à des ouvriers riches, n'en eſt pas plus ſûr. Les renſeignements ſont inexacts. Le Commiſſionnaire pris au coin de la rue, s'égare ou ſe trompe. La nourrice n'exiſtoit pas, ne fut jamais mere, n'a rien promis, ou s'eſt vendue ailleurs. Celle qui arrive ne préſente qu'une femme dégoûtante & mal-ſaine, que la mere ne voit pas, dont le pere s'inquiete peu, que perſonne ne viſite, & qui enleve néanmoins l'enfant, comme un fardeau dont la famille ne cherchoit qu'à ſe décharger.

Plus ſouvent encore les douleurs de l'enfantement apprennent au pere, que, puiſque ſa femme n'allaitera pas, il faut bien chercher une nourrice. Alors on le voit s'adreſſer aux voiſins, parcourir les marchés & les rues, arrêter la premiere payſanne, ſans examen, ſans s'enquérir de ſon nom, de ſa demeure, de ſa ſanté, de l'âge de ſon lait, ſans ſavoir ſi elle en a.

La voie la plus commune eſt celle des meſſageres, que l'on trouve dans les marchés & ſur les places : eſpece d'entremetteuſes ſans nom, ſans domicile, ſans fortune; elles aſſiſtent au Baptême, reçoivent les étrennes, emportent l'enfant, le remettent au rabais, le changent, ou le livrent au premier venu. Qui les retiendroit? L'honneur? elles n'en connoiſſent même pas le nom. La nature? elles l'aviliſſent & l'outragent. La crainte? mais que leur pourroit-on? Les connoît-on ſeulement? Elles ont un habillement, une figure & un ſurnom communs à tant d'autres. Elles ne donnent point à la nourrice le nom de l'enfant, qu'elles n'ont pas reçu de la famille. Elles ne donnent point à la famille le nom d'une nourrice, qu'elles n'ont pas encore, & qu'elles eſperent ſeulement trouver dans la ſuite.

Ainſi tandis que nos hôpitaux enrégiſtrent & numérotent tous les enfants à leur charge, même ceux qui n'ont point de famille, de maniere à les retrouver toujours, & qu'avec une attention vraiment paternelle, l'adminiſtration les fait viſiter tous les ans; tandis que le chaſſeur marque ſon chien, dans la crainte qu'on ne le change; tandis que, pour éviter la confusion, le boucher distingue soigneusement les animaux destinés à être égorgés pour nous nourrir : l'enfant du peuple sort de nos murs, sans extrait de baptême, sans écrit, sans signalement, sans qu'on sache ce qu'il va devenir, sans que qui que ce soit au monde veille sur lui. Son état & sa vie sont dans un labyrinthe obscur, dont le fil est tenu par cette entremetteuse, qui n'a point de registre, & qui ne sait pas lire. Qu'elle disparoisse, ou qu'elle meure, tous les enfants qu'elle avoit en charge, sont perdus avec elle. La plupart meurent, sans que les Curés, qui ne connoissent leur existence que lorsqu'ils les enterrent, puissent les enrégistrer : & combien d'extraits-mortuaires sans noms ou avec des noms défigurés ! Le reste des enfants rapportés à la ville, après d'inutiles recherches, augmente le nombre des enfants trouvés.

Ce tableau n'est point chargé : c'est un fait.

Le 23 Juin dernier, une de ces messageres de Bresse, connue seulement par un surnom & pour paroître au marché des Carmes, fut citée par deux meres à la fois. . . La premiere disoit. . . Je vous reconnois bien : je vous

vous ai confié mon enfant : Vous l'avez changé trois fois de nourrice : il m'avoit toujours échappé, & le hasard me l'a fait découvrir : c'est le mien. Il étoit sain quand vous le reçûtes : il est mourant : je demande justice. . . . La seconde disoit . . . J'ai découvert que vous avez remis mon enfant à une femme de soixante ans, veuve depuis treize. Je l'ai trouvé dans une chaumiere ouverte, seul & exposé à être dévoré. Il étoit garrotté dans un berceau infect, perçant l'air de ses cris, s'abreuvant de ses larmes, n'ayant pour subsister qu'une tasse de vin aigre, & un gâteau de bled noir. Il est mourant : je demande justice. . . survenoient quarante meres, qui, informées de l'arrêt de la messagere, réclamoient leurs enfants, dont elles ignoroient l'état, le lieu & les nourrices. . . . La messagere disoit qu'elle se conduisoit comme toutes les autres messageres d'enfants ; qu'elle avoit fait de son mieux; qu'elle avoit été trompée elle-même ; qu'elle n'avoit point de registres ; qu'elle ne savoit pas lire ; mais que si on lui donnoit le temps, elle trouveroit tout dans sa tête ; qu'elle faisoit ce métier pour vivre, & qu'elle en demandoit pardon. . . . Elle fut punie autant que le permettoient l'ignorance commune & le désordre général. Mais que font à la santé & à la vie de mille enfants, perdus peut-être par elle, la condamnation de cette malheureuse & l'affiche de son Jugement ? Le devoir du magistrat n'est-il pas de prévenir par l'ordre, plutôt que d'effrayer par les peines ?

L'enfant, ainsi livré à des mains viles & inconnues, on le change dans la route, on l'expose, on le tue, sans que les parents s'en doutent ou s'en inquietent. Malheureux ! ils craignent des nouvelles qu'accompagne toujours la demande des mois de nourrice. Ils tremblent au moment où, venant partager leur misere, un enfant de plus ne pourra que l'accroître. Ils se cachent pour fuir, sinon l'enfant qu'on rapporte, du moins la nourrice qui réclame ses gages. Quelquefois ils ont disparu avant d'avoir été cités, & l'hôpital reçoit l'enfant, comme abandonné si les parents sont connus; comme trouvé s'ils ne le sont pas.

La perte de l'Etat est peu. Avec un corps sain & vigoureux, des principes & des mœurs, de l'industrie & du courage, l'enfant du peuple peut ne point regretter une famille pauvre, qu'il ne connoîtra pas d'ailleurs. Mais la ſanté, ce premier de tous les biens, celui-là ſans lequel tous les autres ne ſont rien, que devient-elle au milieu de ce déſordre affligeant ?

Il naît ſix mille enfants, toutes les années. Il en périt plus de quatre mille en nourrice. Ce ſont les deux tiers; & après cela il ne faut pas s'étonner de la différence de notre population avec celle de l'Inde & de l'Amérique unie. Ce n'eſt rien que le nombre : voyons ce qui reſte.

De deux mille enfants qui rentrent chaque année dans nos murs, la moitié paroît ſaine. Du reſte une partie viſitée ſous les yeux du Magiſtrat, préſente l'eſpoir du rétabliſſement : l'autre n'échappe à la mort, que pour traîner une vie à charge & languiſſante. Eh ! quelle ame ſenſible ne ſeroit pas déchirée par ce déſolant & continuel ſpectacle ? Toujours des payſans avides, des nourrices coupables, des peres pauvres, des meres éplorées, des enfants infirmes & contrefaits, pâles & ſouffrans, images de la mort, qu'il faut changer de nourrice s'il en eſt temps encore !

Toujours des malheureuſes qui s'excuſent

ſur ce que leur état de journalieres les a forcées d'abandonner leurs nourriſſons, pour ne lui préſenter le ſoir qu'un lait échauffé par le travail, aigri par le chagrin, appauvri par la miſere !

C'eſt encore une meſſagere qui ne peut pas retrouver des enfants qu'elle a reçus. Elle promet tout, diſparoît & laiſſe dans ſix familles le déſeſpoir & le déſordre. Souvent ce ſont des nourrices enceintes depuis pluſieurs mois, ou qui ont accouché depuis pluſieurs années. Ce ſont de vieilles femmes qui donnent du lait de vache & du pain mâché, aliment groſſier qu'infecte encore la caducité de la nourrice. Ce ſont des cadavres entraînant dans le tombeau qui les attend, le malheureux enfant qui les embraſſe.

Ici ce ſont des vagabondes, ſans mari, ſans fortune & ſans mœurs, qui, faiſant de l'allaitement de nos enfants un horrible trafic, tiennent à la fois ſept ou huit nourriſſons, qu'elles ſoutiennent un inſtant avec du vin, de l'huile, du pain & du fromage, qu'elles aſſomment ou qu'elles étouffent, auſſi-tôt que leurs cris les incommodent, ou qu'elles peuvent les remplacer avec avantage.

Là ce ſont des parents ſains & honnêtes, dont les enfants ont ſucé avec le lait une maladie affreuſe. C'eſt une mere, écrivant avec des larmes de ſang, que l'enfant qui meurt dans ſes bras, eſt le ſeptieme ainſi égorgé par les nourrices, & demandant à genoux, ſi, pour les pauvres femmes du peuple qui ne peuvent pas allaiter, il n'y a donc aucun moyen de conſerver leurs enfants.

Et ſans pouſſer plus loin ces détails affligeants, pénétrons dans le ſein des familles. Quelle eſt celle où le plus grand nombre des enfants a été ſauvé? Combien d'étouffés ſous la nourrice même, ſans qu'on puiſſe en avoir la preuve? Et n'en eſt-il point de dévorés par des animaux moins cruels que l'homme qui devoit conſerver ſon ſemblable?

Ecoutons les Paſteurs, leurs gémiſſements, leurs plaintes: & ce que la politique & l'humanité n'ont pas pu, peut-être la religion le fera-t-elle entendre!

Interrogeons nos Médecins & nos Chirurgiens, témoins de ce désordre, & Juges de ses effets déplorables.

Dans un Mémoire imprimé sur la dépopulation, l'un d'eux assure que nous à Lyon, *nous perdons entre les mains des mauvaises nourrices les deux tiers de nos enfants, tandis qu'il n'en périt que le quart sous la direction des meres & des nourrices sages*. . . . Après ce résultat il se demande, *si ce fléau ne peut pas être affoibli par le soin des Magistrats*, & il propose des vues intéressantes.

Il reste à examiner ce que l'on pratique avec succès en quelques villes, & ce qu'il est possible d'exécuter dans celle-ci.

III.

Notice de quelques établissemens formés avec succès en d'autres villes.

Les maux qui naissent de l'état de société doivent être détruits ou tempérés par les loix. Mais combien il faut de tranquillité, d'harmonie, de temps & de lumieres pour rendre la législation bienfaisante !

C'est au dix-septieme siecle qu'on a eu la premiere idée d'un établissement destiné à fournir une quantité ſuffiſante de bonnes nourrices. Encore cette idée paroît-elle avoir été inſpirée par l'intérêt particulier.

Un Edit du Roi Jean de 1350 , avoit fixé le ſalaire des nourrices & des Recommandareſſes. Des Lettres Patentes du 4 Février 1615 & du 6 Décembre 1655, portent création de charges de Recommandareſſes pour les nourrices & les ſervantes.

C'eſt dans ce ſiecle ſeulement qu'ont été promulgués les premiers réglements ſur les nourrices. Juſques-là nous n'avions point de loix pour la conſervation des enfants, peut-être comme Athenes n'en eut point long-temps contre le parricide.

Dans une Déclaration du 29 Février 1715, Louis XIV après avoir énoncé qu'*il ne croyoit pas indigne de ſon attention de pourvoir lui-même à une partie ſi importante de la Police;* Louis XIV établit dans la capitale un bureau de Recommandareſſes, & regle la conduite des parens, des meneurs, ainſi que des nourrices. Il affranchit cette adminiſtration des formes rigoureuſes de l'ordre judiciaire. Il attribue aux Lieutenants Généraux de Police cette juriſdiction, exercée juſques-là par les Lieutenants Criminels, ſans doute parce que la moindre négligence dans cette partie avoit paru un crime, par ſa nature & ſes conſéquences.

Cette adminiſtration a été perfectionnée ſous Louis XV, par différentes loix & par les réglements particuliers du Magiſtrat vertueux, ſous le miniſtere duquel la marine depuis ſi long-temps anéantie, renaît tout-à-coup mieux organiſée & plus formidable que jamais.

Cette adminiſtration ſimple dans ſes détails & ſûre dans ſa marche, a pour but de conſerver l'état & la ſanté des enfants.

Pour remplir ce double objet, il faut avoir une quantité ſuffiſante de bonnes nourrices, les encourager, les ſurveiller & les inſtruire.

Pour avoir des nourrices mercenaires, il faut les encourager par la certitude du paiement, & ce n'étoit pas aſſez de la loi qui autoriſe à prononcer la contrainte par corps contre les peres; on a établi un bureau particulier, qui, moyennant le ſou pour livre, aſſure les gages des nourrices.

Il falloit avoir ſans ceſſe & de toutes parts une quantité de nourrices proportionnée aux beſoins d'une immenſe population, & aux temps des naiſſances, & l'on y a pourvu par l'établiſſement des meneurs. Ce ſont des hommes dont le métier conſiſte à chercher dans leurs cantons des nourrices, à les raſſembler, à les conduire, à les ramener, & à entretenir la correſpondance. Ce ſont nos meſſageres, mais ils ſont connus, avoués, cautionnés, enrégiſtrés; ils ſont aſſujettis aux réglements des nourrices. Ils ont encore un ſou pour livre. Ils ſervent les nourrices, les enfants, les familles & l'adminiſtration.

La quantité des nourrices n'a été qu'un objet ſecondaire. Le principal eſt de les avoir *bonnes*. Depuis l'inſtant où l'enfant eſt enlevé au ſein maternel, juſqu'à celui où il rentrera dans la famille, il faut qu'il ſoit ſurveillé par l'œil public : & ſi cette direction n'égale jamais la ſalutaire inquiétude des meres-nourrices, elle répare du moins l'abandon abſolu entre les mains des nourrices mercenaires.

Or voici toute l'économie de cette adminiſtration.

Pour toute la ville de Paris, il y a un ſeul Bureau de nourrices, capable de contenir avec ordre & propreté toutes les femmes de la campagne qui vont y lever des nourriſſons. Toutes recommandareſſes particulieres ſont abſolument & ſévérement proſcrites.

La direction de ce bureau eſt confiée à une ſeule femme appellée la Recommandareſſe, que le Magiſtrat a choiſie, qu'il fait inſpecter, & qu'il maintient tant qu'elle mérite la confiance publique.

Aucune nourrice n'eſt admiſe dans ce Bureau ſans un certificat de ſon Curé. Il y atteſte la paroiſſe, le nom, le ſurnom & la profeſſion de la nourrice, celle de ſon mari, ſes mœurs, l'âge du dernier enfant dont elle eſt accouchée; ſi cet enfant eſt vivant; s'il eſt ſevré, & le jour de ſa mort, s'il eſt décédé; ſi elle a, ou n'a point chez elle de nourriſſon; ſi elle a un berceau & un garde-feu.

Cette précaution fondamentale, toute ſimple qu'elle eſt, ſuffit pour écarter les premiers & les plus grands dangers. C'eſt l'information préliminaire des parents riches & éclairés, qui s'adreſſent ordinairement aux Curés.

Les nourrices arrivant à Paris, on ne leur permet pas de coucher ailleurs, que dans la maiſon de la recommandareſſe, afin de garantir leur ſanté des dangers qu'offre ſans ceſſe une ville corrompue. Enrégiſtrées & réunies dans une ſalle commode, elles attendent peu, parce qu'une grande ville donne journellement pluſieurs naiſſances. Ce rendez-vous déterminé pour toujours a pour les parents, ainſi que pour les nourrices, la commodité réciproque établie par les foires, entre les vendeurs & les acheteurs.

On ne force ni les parents ni les nourrices à recourir à ce Bureau. La commodité, la ſûreté, & l'ordre qu'ils y voient, les y attirent naturellement. Un grand nombre de familles, après avoir choiſi leurs nourrices à la campagne, les préſentent au Bureau pour être enrégiſtrées, pour être aſſujetties à ſes regles, pour jouir des avantages qui en réſultent.

Ceux qui n'ont point de nourrice ſe rendent au Bureau, en choiſiſſent une, traitent du prix, & lui remettent l'enfant.

Mais, avant de ſortir, elle eſt aſſujettie à deux précautions eſſentielles.

La premiere eſt la viſite des Médecins attachés au Bureau. Ils rejetteroient une nourrice ſuſpecte. Elle n'oſeroit pas ſe préſenter.

Des obſervations continuelles donnent un coup-d'œil prompt & un jugement sûr.

La ſeconde précaution eſt un billet de renvoi que la nourrice doit préſenter à ſon Curé en arrivant dans ſa paroiſſe. Il lui en donne un certificat, qu'elle renvoie au Bureau dans la quinzaine.

Ces enrégiſtrements ſimples quand l'ordre eſt une fois établi, & ces certificats faciles, parce que le corps eſt imprimé, ſont pour les familles & pour la ſociété entiere un gage de l'exiſtence de l'enfant, & pour lui-même un dépôt conſervateur de ſon état. Il n'y a point d'exemple qu'un de ces enfants ait été changé, perdu, ni expoſé.

Ces premieres précautions ſont priſes pour le ſevrage, comme pour l'allaitement. Et ce n'eſt pas ſeulement en allaitant que la nourrice communique ſes maux.

Arrivées à leur deſtination, les nourrices ſont ſous l'autorité premiere du Curé, qui tient un regiſtre. Les enfants ſont ſous ſa tutelle. Il doit leur ſervir de pere : Miniſtre d'une religion bienfaiſante, pourroit-il être indifférent ? Et n'ajoute-t-elle pas infiniment à l'intérêt qu'inſpirent des enfants délaiſſés, à l'homme ſur-tout qui n'en a point ?

Il trouve la regle de sa conduite dans les différens réglements qui lui sont adressés, & dans des instructions particulieres.

Tout ce qui peut être le sujet de quelque loi positive & générale ; les qualités essentielles de la nourrice, sa conduite, ses soins, ses empêchemens, son changement, sa mort; la conservation de l'état & de la santé de l'enfant ; les devoirs de la recommandaresse, des meneurs & des nourrices, les fonctions du Médecin ; la police du Bureau ; la soumission aux Pasteurs ; l'autorité du Magistrat ; tous ces points intéressants par l'objet auquel ils se rapportent, sont déterminés par quelque loi du Prince, par des Arrêts du Parlement, ou par les réglements du Magistrat ; le temps ne permet pas de les développer ici.

Le reste est l'objet d'instructions générales ou particulieres, dictées par le zele, par l'expérience, par ces observations suivies & comparées, qui, après l'étude des grands principes sont avec le raisonnement, le grand art de conserver les hommes.

Adressées aux Curés, lues dans les prônes, répandues dans les campagnes, elles ont détruit les abus & déraciné les préjugés vulgaires. Le peuple a besoin d'instruction ; il s'égare, il hésite, il a ses usages : mais ces usages ne furent pas éternels ; & l'on est sûr de le convaincre, quand on lui dit des vérités utiles, quand on le ramene à la nature, quand on se donne la peine de l'instruire : les hommes sont ce qu'on les fait être.

Le temps ne permet pas non plus de développer ici un établissement émané de celui des nourrices. Il eut d'abord pour objet le traitement de leurs maladies vénériennes, on l'a étendu ensuite aux parents, & enfin à tous les pauvres citoyens, sous le titre de *Maisons de Santé.*

Cet établissement précieux a la plus grande influence sur la population, sur la conservation des citoyens, sur la prospérité publique.

C'est par la réunion de tant de bienfaits, qu'à cette satisfaction délicieuse de faire le bien, qui suffit à l'homme vertueux, le Gouvernement ajoute la reconnoissance publique.

C'est par cette administration exacte & vigilante, que l'on est parvenu à conserver un grand nombre d'enfants ; que l'on viendra à bout de rapprocher l'espece humaine de ce qu'elle étoit dans ſon principe; de la rendre plus ſaine, plus belle, plus robuſte, & par conſéquent plus heureuſe.

Cet établiſſement d'un Bureau de nourrices n'eſt point réſervé à la capitale. Il a été porté en des villes du ſecond ordre, comme Bordeaux; du troiſieme comme Verſailles; & du quatrieme comme Saint-Germain-en-Laye.

Seroit-il donc impoſſible de le former à Lyon? Les difficultés de la conſtitution, du caractere, des préjugés & des paſſions ne doivent-elles pas diſparoître? Et le ſalut du peuple ne doit-il pas être la loi ſuprême?

I V.

Moyens de former à Lyon une adminiſtration & un établiſſement qui conſerve l'état & la ſanté des Enfants.

Le devoir de s'occuper de cet établiſſement eſt impoſé par le défaut réel de nourrices, ſuite naturelle de l'accroiſſement de notre population, par l'excès du déſordre dont il eſt impoſſible de ſe former une juſte idée, & par la comparaiſon des maux qui en réſultent avec les avantages que procure néceſſairement une bonne adminiſtration.

Les moyens ſont faciles. Il s'agit d'imiter, de proportionner, d'avoir le même zele, de ſonger ſans ceſſe que le caractere eſſentiel de l'autorité publique eſt de faire le bonheur des hommes. Ne conſiſteroit-elle qu'à venger la ſociété, & à ſe maintenir elle-même ? Et lorſque pour un meurtre unique, elle envoie au ſupplice, que réſervera-t-elle à quiconque par ſa place, par ſon concours & par ſon vœu, pouvant empêcher mille morts, les laiſſeroit froidement ſe répéter toutes les années ?

Dans ce nouvel ordre de choſes le grand point eſt celui de la dépenſe. Quelque avantage que la communauté en retire, il faut qu'il ne ſoit pas une charge nouvelle, & qu'il ne lui en coûte rien, s'il eſt poſſible. Or ce point eſt facile à aſſurer.

En écartant d'abord le Bureau d'aſſurance & les maiſons de ſanté, ajoutés après coup à l'édifice principal ; en ſe bornant au Bureau & à l'adminiſtration des nourrices, comme à Bordeaux, à Verſailles, & à St. Germain ; ce n'eſt plus un établiſſement public, que par le bien qui en réſulte pour le public, & par l'inſpection néceſſaire du Magiſtrat. C'eſt une affaire particuliere avec les familles

qui

qui voudront y avoir recours. Or ce qu'elles paieront aussi pour chaque enfant suffira pour former & soutenir la machine.

En effet il en coûte aux pauvres ouvriers 6, 7, 8 & 9 livres, souvent plus, pour l'envoi de leurs enfants en nourrice, le messager, l'entremetteuse, & le voyage de la nourrice.

Prenez la moitié de cette somme, & sur environ six mille naissances, supposé que tous les ans il passe seulement trois mille enfants au bureau des nourrices, le produit sera au moins de dix à douze mille livres.

Répartissez cette somme avec ordre & sagesse entre les Médecins & Chirurgiens, la Recommandaresse, le loyer & les frais du Bureau, l'impression & la correspondance: écartez la dépense mal-entendue, tout faste repoussant & déplacé; & vous aurez de quoi fonder, élever, & entretenir cet établissement simple. L'économie & le zele ajouteront bientôt les accessoires.

Et pour un si grand bien, qu'est-ce que cette dépense qui ne sera point à la charge publique; qui, répartie entre ceux qui voudront la faire, deviendra pour eux une économie & un gain? Tel est l'avantage de la réunion dans un centre. La dépenſe diminue, & les forces augmentent.

Notre peuple l'eſpere, l'attend, y compte même. Une premiere lueur d'adminiſtration l'a éclairé ſur le déſordre dont il eſt victime, & ſur les moyens de le faire ceſſer. Il connoît ce qui ſe pratique ailleurs avec tant de ſuccès. Il a calculé ſon intérêt, celui même de nos hôpitaux, qui trouveront en effet un avantage réel dans la diminution du nombre des enfants trouvés, des enfants abandonnés, & des malades en tout genre. Il éprouve à la fois la rareté, l'ignorance & la méchanceté des nourrices. S'il pouvoit être inſenſible à la perte de ſes enfants, il ne l'eſt point au malheur durable de les recevoir foibles, infirmes, mal-ſains & contrefaits.

L'Auteur du Mémoire ſur la dépopulation, finit ſon ouvrage par un préſage ou un vœu. *Peut-être*, dit-il, *touchons-nous au moment où un homme de bien pénétré de l'importance de cette réforme, la propoſera à ces ames cheres à la patrie, qui méditent ſur le bien qu'elles peuvent y faire.*

J'ai rempli, Meſſieurs cette tâche. C'eſt un devoir cher à mon cœur. Vos lumieres, votre crédit, le zele de tous nos Magiſtrats, & le concours des bons citoyens feront le reſte.

FIN du Mémoire.

ADDITION.

La nature de cet ouvrage ne comportant pas certains détails, on a cru devoir ajouter ici quelques éclairciſſements ſur les objets ſuivants.

1°. Loix & Réglements des Nourrices.

2°. Inſtructions.

3°. Meneurs.

4°. Bureau d'Aſſurance pour le paiement des Nourrices.

5°. Maux réſultants de l'abandon des enfants du peuple de Lyon.

6°. Dépenſe de l'adminiſtration des Nourrices, & d'un Bureau de Recommandareſſe.

N°. I.

LOIX ET RÉGLEMENTS *des Nourrices.*

ÉDIT de Février 1350, fixant à cent ſous par année le gage des Nourrices, & à deux ſous le droit des Recommandareſſes.

LETTRES PATENTES du 4 Février 1615, & du 6 Décembre 1655, portant création de charges de jurées Recommandareſſes.

DÉCLARATION DU ROI du 29 Janvier 1715. Articles 1, 2, 3, 4, 5, 6, 7 & 8. Police du Bureau, certificats d'arrivée & de renvoi, enrégiſtrements. Art. 9 & 10. *Défenſes* à toutes perſonnes autres que les Recommandareſſes de recevoir, retirer, ni loger les Nourrices & Meneuſes, & *de s'entremettre pour leur procurer des nourriſſons*, & aux Meneuſes d'adreſſer ailleurs qu'au Bureau des Recommandareſſes, *ſans toutefois rien changer de ce qui ſe pratique à l'égard de l'hôpital des enfants trouvés.* Art. 2. Défenſes aux Nourrices d'avoir *en même temps deux nourriſſons à peine du fouet.* Art. 12. Injonction aux Nourrices d'avertir les parents de leur *groſſeſſe & autres empêchements.* Art. 13. Défenſes de *ramener ou renvoyer* les enfants, même pour défaut de paiement, ſans avoir reçu un ordre exprès des parents, ou ſans avoir obtenu la permiſſion du Lieutenant Général de Police. Art. 14. Les parents ſeront condamnés au paiement des mois de nourrice, après qu'ils auront été *aſſignés verbalement, comme en fait de Police, ſans aucune autre procédure ni formalité, & seront toutes condamnations exécutées même par corps, s'il est ainsi ordonné par le Lieutenant Général de Police, ce qu'il pourra faire en tout autre cas que celui d'une impuissance absolue & effective.*

DÉCLARATION du 1 Mars 1727. Art. 10. *Défendons* aux Nourrices, Meneurs & Meneuses, *d'abandonner* ou *exposer* les enfants dont ils seront chargés, *sous quelque prétexte que ce soit*, à peine de *punition exemplaire*. Voulons que le procès leur soit fait & parfait suivant la rigueur des Loix : Enjoignons aux Nourrices *d'avoir soin* des enfants qu'elles allaiteront, & en cas qu'il se trouve qu'elles en auront *péri par leur faute*, voulons *qu'elles soient punies suivant la rigueur des Ordonnances.*

ÉDIT de Juillet 1729, concernant l'établissement des Recommandaresses, leur nomination, leurs qualités, leurs fonctions, & la forme de leur réception.

ARRÊT du Parlement du 19 Juin 1737, portant que les condamnations par corps prononcées contre les peres & meres ou autres, qui auront mis des enfants en nourrice, pour le paiement des nourritures desdits enfants ſeront exécutées par *la capture des condamnés dans les maiſons.*

ORDONNANCE de Police du 23 Juin 1747, qui fait *déſenſes* tant aux Nourrices de la campagne, qu'aux Meneurs & Meneuſes *de ſe charger d'enfants ſevrés ailleurs qu'au Bureau de la Recommandareſſe.*

ORDONNANCE de Police du 15 Juillet 1747, qui fait *déſenſe* aux Nourrices qui ſe chargeront d'enfants à la mamelle au Bureau de la Recommandareſſe, *de partir ſans être munies d'un certificat de renvoi.*

ORDONNANCE de Police du 9 Mai 1749, qui *défend aux Nourrices de la campagne, qui viendront prendre des nourriſſons à Paris dans les maiſons des Bourgeois*, lorſqu'elles en ſeront requiſes par les peres & meres des enfants, *de ſe charger deſdits enfants, & de partir* de Paris, *ſans être munies d'un certificat des peres & meres deſdits enfants*, contenant les noms, ſurnoms, profeſſions, demeures & paroiſſe deſdits peres & meres des enfants qui leur auront été confiés, & les noms deſdits enfants : leur *enjoint de remettre* à leur arrivée chez elles, *leſdits certificats entre les mains de leurs Curés, de la remiſe deſquels certificats leſdits Curés ſeront tenus d'envoyer* dans la quinzaine au plus tard, après le retour des Nourrices dans les paroisses où elles sont domiciliées, *une attestation au Procureur du Roi, même de l'informer des Nourrices qui n'y auront pas satisfait pour être par lui requis ce qu'il appartiendra.*

A Lyon, où jusqu'à présent l'on n'a pris aucune de ces précautions, combien d'enfants égarés, abandonnés, exposés ou jetés dans les hôpitaux ! Il y en a eu un grand exemple. C'étoit l'enfant d'un Gentilhomme, neveu de l'Archevêque de ce temps-là. Il avoit été confié à une Nourrice qui ne savoit pas le nom des parents, & ne leur avoit pas donné le sien. Ils étoient morts : jeté dans les hôpitaux, il n'y fut découvert qu'à l'âge de huit ans. Il a fini par présider l'administration de l'hôpital général de la Charité, & sa modestie rappelloit aux pauvres, dont il étoit devenu le pere, qu'il avoit partagé leur misere.

SENTENCE de Police du 1 Juin 1756, qui fait *défenses à toutes Nourrices de mettre coucher à côté d'elles & dans leur même lit, les nourrissons dont elles seront chargées, à peine de* 100 *livres d'amende pour la premiere fois, & de punition exemplaire en cas de récidive.*

DÉCLARATION du 4 Juillet 1769. Elle a pour objet la réduction des quatre Bureaux de Recommandaresses de Paris à un seul, la police des Meneurs, le paiement des mois de nourrice, & un Bureau de direction pour assurer ce paiement.

DÉCLARATION du 21 Août 1761, concernant l'établissement d'un Bureau de recommandaresse dans la ville de Versailles. . . . Autre pour la ville de St. Germain en-Laye.

A Lyon, seconde ville du Royaume ; à Lyon où les Lettres Patentes pour la police du 15 Juin 1700, ordonnent qu'elle sera exercée, *ainsi & de la même maniere qu'elle l'est à Paris*, qu'à-t-on fait pour la conservation de l'état & de la santé des enfants ? quelques Jugements imprimés depuis quelques années, & qui condamnent à des peines légeres de mauvaises Nourrices, & des Entremetteuses. Dans tous ces Jugements, Requisitoire du ministere public sur les progrès du désordre subsistant, sur la nécessité & les moyens d'établir l'ordre ; promesse du Magistrat de s'en occuper : en conséquence espérance, attente du peuple : il n'y a rien de plus.

N°. 2.

INSTRUCTIONS.

De toutes celles que l'on conserve imprimées, & qui ne servent pas moins que les réglements à établir l'ordre, on croit devoir en tirer une en forme de lettre adressée par le Magistrat aux Curés.

« Il m'eſt revenu, Monſieur, qu'il y avoit
» pluſieurs de vos paroiſſiennes qui, au pré-
» judice des diſpoſitions de la Déclaration
» du 29 Juin 1715, & de l'Ordonnance de
» Police du 23 Juin 1747, ſe ſont chargées
» de nourriſſons, enfants de Bourgeois de la
» ville, fauxbourgs & banlieue de Paris,
» *ſans s'être fait enrégiſtrer au Bureau des*
» *Recommandareſſes, & ſans y avoir préſenté*
» *& déposé un certificat ſigné de vous.* Il eſt
» d'autant plus important d'arrêter cette
» contravention, que, d'après les différentes
» repréſentations qui m'ont été faites, même
» par la plupart de Meſſieurs vos confreres;
» il en réſulte :

» 1°. Que *lorſque les enfants ſont ainſi*
» *frauduleuſement menés en nourrice, leur ſanté*
» *eſt altérée, & même leur vie en danger,*
» *parce que ſouvent ils ſont tranſportés dans*
» *des voitures non diſpoſées pour les mettre*
» *à l'abri des injures du temps & de la*
» *rigueur des ſaiſons*, & d'ailleurs chargées
» de denrées, marchandiſes, ballots, ou pa-
» quets ſujets à leur cauſer des accidents.

« 2°. Que la nourriture & l'éducation des
» enfants ſe trouvent confiées à *des femmes*
» *qui n'ont ni les qualités phyſiques, ni les*

» *qualités morales requises pour remplir les*
» *devoirs de l'état de nourrir.*

« 3°. Que par de telles manœuvres, les
» Nourrices sont soustraites aux regards de
» la police, & les enfants privés de *sa vigi-*
» *lance tutélaire.*

» 4°. Que l'ordre & la discipline sont
» bouleversés, en ce que les femmes qui
» ont obtenu des nourrissons sans certifi-
» cat, se croient en droit de secouer le
» joug de *la subordination qu'elles doivent à*
» *M. le Curé de leur paroisse, & détourner*
» *les autres Nourrices de s'y soumettre.*

« 5°. Que, faute d'éclaircissements certains
» & suffisamment libellés sur les noms des
» nourrissons, & sur ceux de leur pere &
» mere, ainsi que sur la profession & de-
» meure de ces derniers, MM. les Curés ne
» peuvent point rédiger *les actes d'inhuma-*
» *tion* dans le cas où les nourrissons vien-
» nent à décéder.

« 6°. Que les Nourrices qui, volontai-
» rement ou par induction de la part de
» ceux qui se sont entremis pour leur pro-
» curer des nourrissons, ne se sont point
» fait enrégistrer au Bureau de la Recom-
» mandaresse, ni mettre sous la conduite

» d'un Meneur, se trouvent privées de l'a-
» vance de leur salaire & de toute garantie
» de la part de la direction.

« 7°. Et enfin que lorsque les nourrices
» éprouvent les suites funestes de l'indigence,
» elles ne peuvent avoir recours à des em-
» prunts, soit en argent, soit en denrées,
» tant pour leur subsistance que pour celle
» de leurs nourrissons, parce qu'elles n'ont
» à donner sur la rentrée de leurs salaires,
» aucune assurance pour le remboursement
» de ces emprunts.

« En conséquence, je vous prie, Mon-
» sieur, de m'envoyer les noms des femmes
» de votre paroisse, qui ont chez elles des
» nourrissons de la ville, fauxbourgs &
» banlieue de Paris. A cet effet, vous vou-
» drez bien m'adresser un état dans la forme
» du modele imprimé sur l'autre demi-feuille
» de la présente, que vous pourrez même
» en séparer pour la remplir, & me l'a-
» dresser avec un certificat pour chaque
» Nourrice, aussi conforme au modele ci-
» après; & en même temps, s'il vous a été
» remis par les nourrices l'extrait baptistaire
» de leurs nourrissons, vous l'annexerez à
» votre certificat, pour que l'un & l'autre

» reſtent déposés au Bureau des Recomman-
» dareſſes, où il ſera expédié pour chaque
» Nourrice un certificat de renvoi que je
» vous ferai paſſer le plus promptement
» poſſible.

» Je crois devoir vous obſerver auſſi,
» Monſieur, que les diſpoſitions de l'ar-
» ticle XII de l'inſtruction que j'ai fait
» parvenir à MM. les Curés en 1769, ne
» concernent que les enfants qui ſont en
» nourrice en deçà de ſix lieues de Paris,
» c'eſt-à-dire, dans les paroiſſes hors de
» l'arrondiſſement des Meneurs. En effet,
» ſi la néceſſité où l'on eſt d'avoir en tout
» temps au Bureau des Recommandareſſes,
» un nombre de Nourrices proportionné à
» celui des enfants, que les Bourgeois de
» cette capitale ſont *forcés par leurs occupa-*
» *tions ou autres cauſes, de confier à des*
» *Nourrices*, ſoit en allaitement, ſoit en
» ſevrage, m'a déterminé à commettre des
» Meneurs dans un arrondiſſement de près
» de 50 lieues de diametre au delà de ſix
» lieues de Paris; comme il n'y a que
» ces Meneurs qui faſſent la recrue des
» Nourrices dans les campagnes, je dois les
» maintenir dans la jouiſſance de tous leurs

» droits : autrement ne trouvant pas dans
» leur état de quoi pourvoir à leur ſubſiſ-
» tance, ils ſe verroient obligés d'abandon-
» ner l'exercice de leur commiſſion, & par-
» là Paris éprouveroit *une diſette de Nourrices*,
» dont les ſuites ſeroient d'autant plus pré-
» judiciables, qu'elles pourroient entraîner
» avec elles *la perte des enfants que l'on doit*
» *regarder, à juſte titre comme une portion*
» *précieuſe de l'humanité.* »

Je ſuis très-parfaitement, &c.

Signé, DE SARTINE.

Voilà les détails dans leſquels croyoit devoir entrer ce Magiſtrat qui, aujourd'hui, dans le Miniſtere de la Marine, porte avec tant de ſuccès les mêmes lumieres, le même ordre, le même amour du bien public. M. le Noir, qui marche ſur ſes traces, ſuit avec le même zele l'adminiſtration des enfants. . . . à Lyon, où la population eſt le quart de celle de Paris, & augmente chaque jour; A Lyon, où l'on éprouve *la diſette des Nourrices*; à Lyon d'où les enfants ſont envoyés en nourrice juſqu'à trente lieues, & où l'on en perd tous les ans quatre mille; à Lyon où nous ſommes témoins du plus déplorable déſordre? . . . .

Ah ! s'il eſt vrai qu'en ce ſéjour,
La race des humains ſoit en foule engloutie.
. . . .
Ne vaudroit-il pas mieux ne voir jamais le jour ?
Heureux s'ils expiroient dans le ſein de leurs meres !

HENRIADE, Chant 7.

N°. 3.

MENEURS.

Les Meneurs ſont des hommes domiciliés, connus, cautionnés & commis par le Magiſtrat, & dont les fonctions connues ſont très-utiles.

Ils ſont diſtribués par canton & par arrondiſſement à une certaine diſtance de la ville.

1°. Ils cherchent les Nourrices, les encouragent, & les raſſemblent.

2°. Ils les menent à la ville, & les ramenent dans leur pays.

3°. Ils leur portent les gages qu'ils recueillent à la ville.

4°. Ils entretiennent tous les mois une correſpondance utile entre le Magiſtrat qui veille ſur tous les enfants de la ville, répandus dans les campagnes, & les Curés qui veillent auſſi, chacun dans ſa paroiſſe. Ils entretiennent la même correſpondance entre les Nourrices & les parents qui veulent avoir des nouvelles de leurs enfants, les faire revenir, & leur envoyer des vêtements.

Les Meneurs ſont aſſujettis à des réglements, qui rentrent dans ceux des Nourrices. Ils ont un ſou pour livre du gage de chaque Nourrice. Ainſi, à Paris où les gages des Nourrices ſont ordinairement de 96 liv. par an, ou 8 livres par mois, un Meneur qui a quatre cents nourrices ſous ſa conduite, ſe fait un revenu de 1920 livres.

A Lyon, l'établiſſement des Meneurs ſera facile. Ce ne ſeront plus ces hommes & ces femmes ſans aveu, ſans nom & ſans domicile, qui font tant de mal. Ce ſeront ces meſſagers, ces voituriers, ces coquetiers qui viennent tous les mois, toutes les ſemaines. Ils ſeront connus, aſſujettis, enrégiſtrés, ſoumis à un réglement. Déja quelques-uns ſe chargent volontairement des fonctions attachées à l'état de Meneurs. Ce métier ne ſera point incompatible avec celui qu'ils exercent : Et leur rétribution ne ſera regrettée ni par les parents qui dépenſent bien davantage pour avoir des nouvelles de leurs enfants, ni par les Nourrices qui viennent de ſi loin, vainement encore ſi ſouvent, pour chercher leurs gages.

A Lyon où les gages ordinaires des Nourrices ſont de 72 livres par année, ou 6 liv. par mois, un Meneur aura 3 livres 12 ſous par année ſur chaque enfant ; & celui qui aura 200 Nourrices ſous ſa conduite, aura 720 livres par année.

Nº 4.

BUREAU D'ASSURANCE.

La difficulté de faire payer exactement les mois de nourrice, & la néceſſité de les encourager, ont fait imaginer à Paris un établiſſement ſous le titre de *Bureau de direction*, dont l'objet principal eſt d'aſſurer le paiement des mois de nourrice. Il a été autoriſé par la Déclaration du 24 Juillet 1749.

Ce Bureau eſt garant envers les peres & meres & les Nourrices, de la recette & geſtion des prépoſés au recouvrement des mois de nourrice, ainſi que de celle de tous les Meneurs & Meneuſes. Le Directeur remet à ces derniers à chaque voyage qu'ils font à Paris, toutes les ſommes qui ſont dues aux Nourrices pour leurs mois d'allaitement & de nourriture, quand même il ne les auroit pas reçues des peres & meres. Il eſt chargé

chargé de tous les frais de ſa régie, & des appointements de ſes commis & prépoſés. Il ne peut répéter aucuns frais des pourſuites qu'il fait contre les peres & meres. La Déclaration de 1769 lui accorde un ſou pour livre, déduction faite de celui attribué aux Meneurs.

Cet établiſſement a un excellent objet. Mais d'après ce qui a été dit de l'état du peuple de Lyon, ne ſeroit-il pas difficile de l'y former? Il ne l'a été à Paris qu'en 1769. Il faut commencer à pourvoir à la diſette des Nourrices, & à la conſervation des enfants. Des Meneurs aſſujettis, un Bureau de Recommandareſſe, une adminiſtration ſimple, exacte & éclairée feront beaucoup. On pourra s'occuper enſuite, pour aſſurer le paiement des Nourrices, du plan adopté dans la capitale.

N. B. On a peu parlé de la conſervation de l'état. C'eſt pourtant quelque choſe. C'eſt par cette ſeule adminiſtration qu'un Pair d'Écoſſe, né à Paris, a recouvré ſon état. C'eſt par elle auſſi que ſe défend aujourd'hui dans nos Tribunaux la fille de l'un de nos citoyens. Que ſeroit-elle, ſi elle fût née à Lyon?

N°. 5.

MAUX

Qui résultent de l'abandon des enfants de Lyon.

Quelques personnes ont imaginé qu'il y avoit de l'exagération dans le tableau qui a été fait de l'abandon des enfants de Lyon, entre les mains des Messageres & des Nourrices mercenaires, du désordre subsistant à cet égard, & des maux infinis qui en résultent. Cependant on a eu soin d'adoucir les couleurs, & l'on n'a parlé que d'après une grande expérience.

« Voici encore comment s'explique le » Médecin de Lyon déja cité. *Dans une* » *paroisse de la province*, [Morancé, village » près de Lyon, situé à mi-côteau & dans » l'air le plus pur,] *de vingt-deux enfants* » *amenés de Lyon par des Nourrices, nous en* » *avons vu périr seize en deux ans.* Frappés » de ce désastre, nous questionnâmes le Curé, » qui nous dit que depuis quinze ans il » gémissoit *des mêmes malheurs*, [c'est-à-dire,

» qu'il en périssoit tous les ans la même
» quantité,] que tous ses confreres faisoient
» *les mêmes plaintes.* Pendant notre séjour à
» Lyon, nous n'avons laissé échapper aucune
» occasion de questionner les peres & meres
» sur le nombre des enfants qu'ils avoient
» perdus. En réduisant sur des tables gra-
» duées les aveux, nous avons trouvé que
» *les Lyonnois, tant Bourgeois qu'artisans,*
» *perdoient environ les deux tiers de leurs*
» *enfants* sous la direction des Nourrices mer-
» cenaires. Ces conclusions une fois arrêtées,
» nous avons voulu nous assurer combien
» on pourroit sauver d'enfants, en suivant
» à-peu-près les préceptes que la raison &
» l'expérience ont fait imaginer pour l'édu-
» cation physique des enfants. En différens
» temps nous avons suivi trente-deux Nour-
» rices assez sages pour se plier aux avis
» qu'on leur donnoit, & nous n'avons vu
» périr entre leurs mains que huit enfants!
» *Mémoire sur la dépopulation par un Médecin*
» *de Lyon*, pag. 326 & 327. »

De plus, on a de différents Curés des lettres qui font frémir: mais ils ne veulent pas être cités. Ils font des vœux pour l'établissement de l'ordre, & ils offrent d'y concourir avec tout le zele qu'inſpirent l'humanité & la religion réunies.

Et ſur le fait le plus révoltant, celui d'une vagabonde, qui, à la porte de Lyon, avoit à la fois ſept ou huit nourriſſons, on peut interroger M. Colomb, Chirurgien, membre de l'Académie, & le Curé qui étoit effrayé de la quantité d'enfants que cette femme faiſoit inhumer.

Si, prenant en particulier les Curés, les Médecins, les Chirurgiens, & même au haſard les ouvriers, on faiſoit une liſte des enfants morts en nourrice, des enfants mal-ſains ou eſtropiés : c'eſt alors qu'on ſeroit effrayé. Et voici encore des faits poſtérieurs au Mémoire.

1°. Le 5 Mai 1778, M. le comte de Laurencin, aſſocié de l'Académie, a vu l'enfant d'un ouvrier de Lyon, qui avoit été remis ſain, bien portant & bien conformé, & qui a été rapporté avec l'épine des reins caſſée. La mere éplorée diſoit : Que voulez-vous que je faſſe de mon pauvre enfant ? Elle l'embraſſoit, & ſes larmes l'empêchoient d'en dire davantage.

2°. Le 12 Mai 1778, une Nourrice de St. Jullien-ſous-Vocance en Vivarais, a rapporté à Chatelus, ouvrier en soie, demeurant rue Raisin, un enfant mourant, dont la maigreur & la difformité faisoient horreur. Comme elle l'avoit reçu bien portant, elle l'a laissé à la mere, & a pris la fuite emportant le trousseau. Il a été attesté qu'elle n'a point de lait, qu'elle est messagere & ne se tient jamais chez elle, qu'elle a un bâtard, & un enfant infirme ; qu'outre l'enfant rendu à Chatelus, elle nourrit ainsi trois enfants de Lyon, qui seront rapportés dans le même état, s'ils ne périssent pas de misere.

3°. Le 23 Mai 1778, deux enfants de Jacques Verdelet, passementier au fauxbourg St. Just, ont été rapportés par un nourricier de Vaugnerai, visités & mourants par la faute de la Nourrice. Deux mois auparavant, l'enfant d'un colporteur de Lyon a été noyé dans la même paroisse.

4°. Le 19 Mai 1778, la veuve Gautier, ouvriere en soie, petite rue des Feuillants, voit rapporter par quelqu'un qui fuit, son enfant qu'elle avoit remis bien portant à Francizet habitant de Virieu-le-petit en Bugey. Cet enfant a les deux pieds tordus, ne peut que se traîner sur les chevilles & sur les coudes, & a eu le bras droit brûlé, de telle maniere que M. Vitet, Médecin, certifie qu'il ne pourra jamais s'en ſervir.

En très-peu de jours, voilà une aſſez grande quantité d'enfants eſtropiés & perdus, ſans compter ceux qui, rapportés & viſités ne peuvent ſe rétablir qu'en changeant de Nourrice; ſans compter ceux qui reſtent ſeulement foibles & mal-ſains; ſans compter les deux tiers qui ne reviennent jamais, & qui meurent en nourrice. Voilà comment dans le peuple il y a tant de perſonnes foibles, mal-ſaines, infirmes & contrefaites : car la nature ne les avoit pas formées ainſi; c'eſt en nourrice, c'eſt dans ces premiers temps de l'exiſtence qu'a été fait ce mal preſque toujours irréparable. Voilà comment nos hôpitaux ſont extraordinairement chargés, & comment l'eſpece humaine ſe dégrade. . . . Triſtes vérités ! il faut les dire une fois pour toutes. Et quand elles ſont publiques, peut-on reſter indifférent ?

L'adminiſtration des nourrices ſera une ſuite naturelle, & le complément du cours public que M. de Fleſſelles vient d'établir pour les accouchements & l'inſtruction des Sages-Femmes. Elle ſera protégée par un Miniſtere qui ne s'occupe que de la gloire du Roi & du bonheur des peuples. Ainsi lorsque la bienfaisante vertu est assise sur le trône, tous concourent au bien public, & tout reprend un nouvel être.

N°. 6.

DÉPENSE.

De l'administration des Nourrices, & du Bureau de la Recommandaresse.

Quelques personnes ont proposé d'ouvrir une souscription, & ont offert de donner l'exemple. On va leur présenter un apperçu de la dépense qu'entraînera cet établissement, afin qu'elles puissent régler leurs premieres dispositions, & concourir d'ailleurs à ce bienfait public par leurs lumieres & leurs avis, autant que par leur générosité, leur autorité & leur zele.

DÉPENSE ANNUELLE.

Frais de loyer.	800 liv.
Médecins, Chirurgiens. . . .	2000
Inſpecteurs.	1600
Recommandareſſe.	1800
Écrivain.	800
Frais extraordinaires, feu, correſpondance, &c.	1500
	8500

Pour ſubvenir à cette dépenſe, on ſuppoſe trois mille enfants entrant annuellement dans ce Bureau, & fourniſſant chacun trois liv. c'eſt 9000 livres. Il y en aura davantage un jour, parce qu'il n'y a point de ville où le peuple ſoit plus occupé, où par conſéquent cet établiſſement ſoit plus néceſſaire. Trois liv. feront peu en comparaiſon de ce qu'il en coûte au peuple pour être mal ſervi, & il paroît qu'il ne regrettera pas cette dépenſe.

DÉPENSE PRIMITIVE.

Elle conſiſte dans quelques avances pour le loyer & l'ameublement.

Il faut, au raiz-de-chauſſée, deux pieces & un petit cabinet pour les regiſtres. Dans la premiere piece ſont les Nourrices qui arrivent pour lever des enfants, & il n'y faut que des bans avec un poële. Dans la ſeconde ſe placent les Nourrices qui ont reçu leurs enfants, qui attendent la viſite qui ſe fait tous les jours par le Médecin à une heure fixe, & enſuite le certificat de renvoi. Dans un étage ſupérieur très-aéré, il faut des lits pour les Nourrices, & des berceaux pour les enfants. La Recommandareſſe chargée de cet entretien, perçoit à Paris trois ſous par nuit de chaque Nourrice.

Le prix de cet ameublement n'eſt pas conſidérable, & s'il pouvoit convenir de donner cette direction en entrepriſe, il a déja été fait des offres.

Cet établiſſement ſi important entraînera donc une modique dépenſe primitive, & une dépenſe annuelle de huit à neuf mille livres qui ſeront payées par ceux qui y auront recours.

A préſent que l'on mette cette dépenſe en comparaiſon des avantages qu'elle produira évidemment ; que l'on interroge ſon cœur, & que l'on prononce.

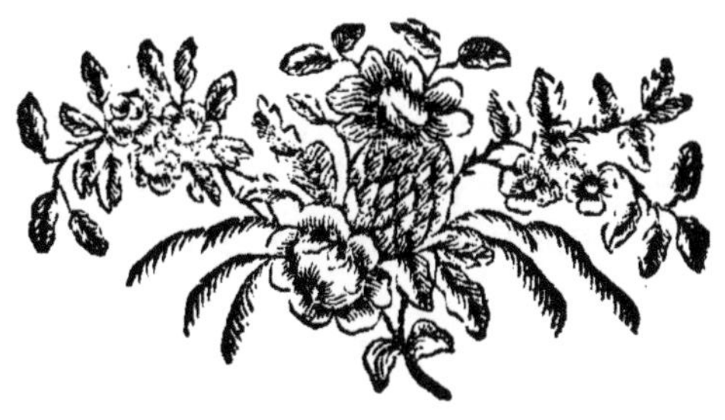

EXTRAIT

Du Journal de Paris du 16 Mai 1778.

« Hier vers neuf heures du matin, M. le » Lieutenant Général de Police a chargé » M. Framboizier de Beaunay, directeur » Général du Bureau des nourrices, de se » rendre à la prison de cette ville où se trou» voient renfermés des peres de famille, » faute d'avoir acquitté les mois de nourrice; » de leur apprendre qu'on leur rendoit à » tous la liberté, [ils étoient au nombre » de 53], & qu'ils la devoient à *la générosité* » *bienfaisante de notre Auguste* REINE, *& à* » *des circonstances qui la rendent plus parti-* » *culiérement encore en ce moment l'objet de la* » *vénération & de l'amour de tous les Fran-* « *çois.* »

» Les prisonniers eurent à peine entendu » ces mots, que la Chapelle de la prison » retentit d'actions de graces, de cris de joie, » & des vœux les plus ardents pour *la con-* » *servation d'un bien si desiré.* »

» Ensuite on célébra la messe du Saint- » Esprit, & chacun de ces peres rendu à la

» liberté, retourna au sein de sa famille
» pour essuyer les pleurs de sa femme, &
» recevoir les caresses de ses enfants. »

« Indépendamment de ces 53 prisonniers
» dont les liens ont été brisés, le bienfait
» a été étendu sur 47 autres peres de famille,
» contre lesquels il y avoit des contraintes
» par corps, prêtes à être exécutées pour le
» paiement des mois de nourriture de leurs
» enfants? »

D'un Peuple qui l'adore, elle fait le bonheur.

. . . .

Le Ciel qui la forma pour régir des États,
La fait servir d'exemple à tous tant que nous sommes.

www.ingramcontent.com/pod-product-compliance
Ingram Content Group UK Ltd.
Pitfield, Milton Keynes, MK11 3LW, UK
UKHW021012180726
13838UKWH00004B/1521